Ewunetu Tazebew
Shinjiro Sato
Solomon Addisu

Carvão vegetal com baixas emissões: Inovações para plantações de pequenos agricultores

Ewunetu Tazebew
Shinjiro Sato
Solomon Addisu

Carvão vegetal com baixas emissões: Inovações para plantações de pequenos agricultores

ScienciaScripts

Imprint
Any brand names and product names mentioned in this book are subject to trademark, brand or patent protection and are trademarks or registered trademarks of their respective holders. The use of brand names, product names, common names, trade names, product descriptions etc. even without a particular marking in this work is in no way to be construed to mean that such names may be regarded as unrestricted in respect of trademark and brand protection legislation and could thus be used by anyone.

Cover image: www.ingimage.com

This book is a translation from the original published under ISBN 978-620-8-42664-4.

Publisher:
Sciencia Scripts
is a trademark of
Dodo Books Indian Ocean Ltd. and OmniScriptum S.R.L publishing group

120 High Road, East Finchley, London, N2 9ED, United Kingdom
Str. Armeneasca 28/1, office 1, Chisinau MD-2012, Republic of Moldova, Europe
Managing Directors: Ieva Konstantinova, Victoria Ursu
info@omniscriptum.com

Printed at: see last page
ISBN: 978-620-3-24988-0

ÍNDICE

Melhorias no sistema tradicional de produção de carvão vegetal em plantações de pequenos agricultores para uma produção sustentável de carvão vegetal e baixas emissões de carbono nas terras altas subtropicais da Etiópia.

Ewunetu Tazebew[a, e,] Shinjiro Sato[b], Solomon Addisu[c], Eshetu Bekele [d], Asmamaw Alemu[a], Berhanu Belay[e].*

Autor correspondente email=ewnetutazebew2015@gmail.com ,

[a]Faculdade de Agricultura e Ciências do Ambiente, Universidade de Gondar, Gondar, Etiópia

[b]Faculdade de Ciências e Engenharia, Universidade Soka, Tóquio, Japão

[c]Faculdade de Agricultura e Ciências Ambientais, Universidade de Bahir Dar, Bahir Dar,

[d] Escola de Ciências Naturais Aplicadas, Universidade de Ciência e Tecnologia de Adama, Adama, Etiópia.

[e]Faculdade de Agricultura, Ciências Alimentares e Climáticas, Universidade de Injibara, Injibara, Etiópia

Resumo

A produção de carvão vegetal a partir de Acacia decurrens na Etiópia tem demonstrado benefícios substanciais tanto para a melhoria dos meios de subsistência como para as receitas públicas. No entanto, as técnicas actuais de produção de carvão vegetal dependem fortemente de fornos de terra tradicionais insustentáveis e ineficientes. Consequentemente, este facto não só diminui os benefícios do carvão vegetal como também provoca danos ambientais significativos. Por conseguinte, é necessário melhorar o sistema tradicional de produção de carvão vegetal para aumentar o rendimento do carvão vegetal e atenuar a poluição ambiental. Os objectivos deste estudo consistiram num estudo de caso para avaliar *diferentes abordagens melhoradas de produção de carvão vegetal no que respeita à eficiência da conversão do carvão vegetal, à rentabilidade financeira e ao potencial de redução das emissões de gases em comparação com a produção tradicional de carvão vegetal no distrito de Fagta lokoma, nas terras altas subtropicais da Etiópia. O carvão vegetal foi produzido a partir de uma plantação de pequena escala de Acacia decurrens, utilizando fornos melhorados (Green mad retort, MRV portable steel, Casamance) e fornos tradicionais de terra, com três repetições da produção . A análise estatística revelou um aumento notável na eficiência de conversão do carvão vegetal, com o forno de aço MRV exibindo significativamente (P≤0,001) a maior eficiência (41,57%), seguido pela retorta Green mad (36,14%) e Casamance (34,07%). Por outro lado, os fornos tradicionais de terra apresentaram a eficiência de conversão mais baixa (24%). Os resultados demonstraram que os fornos de produção de carvão melhorados aumentaram a eficiência de conversão da madeira em carvão em 41-72% em comparação com os fornos tradicionais. Além disso, o estudo revela um rendimento médio do carvão vegetal por hectare notável, com rendimentos significativamente (P≤0,001) mais elevados (284.824,4 ETB) no forno de aço MRV e rendimentos mais baixos (71.580 ETB) nos fornos tradicionais de terra. O estudo também constatou que os fornos de produção de carvão melhorados reduziram significativamente (P≤0,001) as emissões de gases nocivos em comparação com o método tradicional de terra batida. As percentagens de redução foram substanciais para vários gases: CO_2 (46-57.9%), CO (29.4-56.6%), NO (61.7-86.1%), NO_x (56.6-86.2%), SO_2 (41-62.8%), e CH_4 (35.7-57%). Os fornos melhorados aumentaram a eficiência da conversão do carvão vegetal, os benefícios e reduziram as emissões de gases selecionados. A fim de alcançar a sustentabilidade e melhorar os resultados socioeconómicos, é imperativo encorajar a adoção generalizada destes fornos ecológicos nas regiões produtoras de carvão vegetal.*

Palavras-chave: *Produção de carvão vegetal, carvão vegetal, eficiência, ambiente, emissões, fornos melhorados, meios de subsistência*

1. Introdução

O carvão vegetal tem uma importância fundamental como fonte de energia renovável, especialmente em países de baixo rendimento. É obtido através da carbonização da biomassa em condições de oxigénio controlado. O carvão vegetal não só gera um rendimento considerável, como também confere várias vantagens socioeconómicas, servindo simultaneamente como um fornecedor de energia fiável (Nigussie *et al.*, 2021b; A. Worku *et al.*, 2021; Ashizawa *et al.*, 2022) . A produção de carvão vegetal aumenta de tempos a tempos, particularmente nos países em desenvolvimento onde o fornecimento de fontes de energia modernas é limitado. A investigação diz-nos que são produzidas cerca de 53,2 milhões de toneladas de carvão vegetal a nível mundial e que cerca de 63% deste valor foi produzido em África (Dam, 2017) . As provas mostram que 1,3 mil milhões de pessoas em todo o mundo (Guidal *et al.*, 2018) e 195 milhões de pessoas (Rose *et al.*, 2022) na África Subsariana dependem do carvão vegetal como principal combustível para cozinhar. A República Democrática do Congo é o país com o maior número de utilizadores de carvão vegetal (29 milhões), seguida da Etiópia, Nigéria e Uganda (entre 12 e 18 milhões de utilizadores de carvão vegetal) (Rose *et al.*, 2022) . O carvão vegetal também desempenha um papel fundamental na redução da migração rural-urbana na Zâmbia e emprega cerca de 500 000 pessoas no Quénia (Njenga *et al.*, 2013). Devido ao seu baixo custo, durabilidade, preferência e fonte de energia barata em comparação com outros combustíveis como o querosene e o gás de petróleo liquefeito, prevê-se que a sua procura e produção nos países da África Subsariana dupliquem até 2030, com mais de 700 milhões de africanos a dependerem dele como meio de rendimento e fonte de energia (Kappel & Ishengoma, 2006; Raza *et al.* ., 2022)

Do mesmo modo, na Etiópia, os relatórios mostram que o consumo de lenha, incluindo o carvão vegetal, representa aproximadamente 90% do consumo total de energia (Berhanu *et al.*, 2017) . Os agregados familiares utilizam estas formas de combustível como combustível para cozinhar em casa, em áreas recreativas, em padarias, em restaurantes, em bancas de café de rua, em bancas de comida e noutras indústrias de pequena escala (A. Worku *et al.*, 2021) . A Etiópia é o terceiro maior produtor de carvão vegetal do mundo, depois do Brasil e da Nigéria, com uma quantidade estimada de mais de 4,4 milhões de toneladas (Dam, 2017; Jolien Schure *et al.*, 2019) . Outros meios de fontes de energia, como a eletricidade, o gás natural e muitos outros tipos de energia úteis, são tipicamente caros e inacessíveis na Etiópia para muitos dos pequenos proprietários pobres, pelo que muitos da comunidade utilizam a lenha e o carvão vegetal. O carvão vegetal é uma atividade de subsistência primária ou secundária que proporciona dinheiro imediato a milhões de agregados familiares nas zonas rurais da Etiópia. Estima-se que, em mais de 300 000 agregados familiares com pelo menos cinco membros, mais de 1,5 milhões de pessoas dependem do negócio do carvão vegetal na Etiópia (MoWIE, 2010[1]). Oito por cento do total dos agregados familiares e trinta por cento dos agregados familiares urbanos utilizam o carvão vegetal para cozinhar diariamente (Asfaw & Demissie, 2012; Djampou, 2019; M. Endalew *et al.* ., 2022)

Grande parte do carvão vegetal nos países tropicais de baixo rendimento, incluindo a Etiópia, é, no entanto, produzido geralmente em fornos tradicionais de produção de carvão vegetal ineficientes e insustentáveis, com uma baixa eficiência de conversão da madeira em carvão vegetal (Dam, 2017; Bourne *et al.*, 2020; Bekele & Kemal, 2022; Charvet *et al.*, 2022; Mensah *et al.*, 2022) . Os fornos tradicionais de terra têm rendimentos mais baixos e impactos negativos no ambiente através das emissões de gases com efeito de estufa. As emissões da produção tradicional de carvão vegetal nos países tropicais foram estimadas em 71,2 milhões

---

[1] Tecnologias alternativas para um melhor acesso a tecnologias modernas de energia rural

de toneladas de dióxido de carbono e 1,3 milhões de toneladas de metano (Chidumayo & Gumbo, 2013) . A utilização de lenha para cozinhar expõe as famílias à perigosa poluição do ar interior, que é responsável por milhões de mortes prematuras anualmente e contribui para várias doenças. As emissões de gases com efeito de estufa da Etiópia em 2010 foram também de 150 MtCO$_2$e, prevendo-se que venham a ser mais do dobro, 400 MtCO$_2$e, até 2030, num cenário de manutenção do status quo. A este respeito, a pecuária e a degradação das florestas devido ao corte e à queima de lenha contribuem com 65 Mt de CO$_2$e e 55 Mt de CO$_2$e, respetivamente (Ethiopia, 2019; M. A. Worku, 2020) .

A este respeito, a agricultura inteligente face ao clima é integrada em várias políticas, estratégias e programas nacionais (César & Ekbom, 2013; Yimer, 2016) . O objetivo é reforçar a resiliência climática através de uma via de crescimento hipocarbónico mais sustentável, com uma ênfase significativa num sistema agrícola sustentável. Tanto para alcançar este ambicioso objetivo nacional como para avançar para um desenvolvimento de energias mais renováveis e limpas, a produção de carvão vegetal utilizando fornos de tecnologia de pirólise modernos e melhorados, que não os tradicionais fornos de terra amplamente utilizados, contribuirá para uma produção sustentável de carvão vegetal com redução da desflorestação e da poluição ambiental (M Temmerman, 2016; Ihalainen *et al.*, 2020; Ni *et al.* ., 2022)

No passado, foi relatado que a conversão de madeira combustível em carvão vegetal utilizando um forno de produção de carvão vegetal melhorado aumentava a produção de carvão vegetal (Mulei, 2014; Neufeldt *et al.*, 2015; Fitwangile, 2017) . Mas estes estudos não consideram a componente de rendimento em carvão vegetal e a humidade da madeira seca na avaliação da conversão em carvão vegetal. A eficiência da conversão da madeira em carvão vegetal, a rentabilidade financeira dos diferentes fornos de produção de carvão vegetal e a emissão de gases da produção de carvão vegetal dependem fortemente de muitos factores, tais como o teor de humidade da madeira de amostra, o desenho do forno de carvão vegetal, o diâmetro da madeira, a natureza das espécies de árvores e o processo de carbonização durante a produção de carvão vegetal no contexto local (Siko *et al.*; Kammen & Lew, 2005; Ojelel *et al*, 2015; Sparrevik *et al.*, 2015; M Temmerman, 2016; Ferede *et al.*, 2019; Charvet *et al.*, 2022) levando a conclusões variáveis sobre o rendimento do carvão vegetal, benefícios socioeconómicos e emissões de gases que vão desde o rendimento positivo até ao negativo do carvão vegetal. Além disso, os estudos anteriores sobre as medições das emissões de gases com efeito de estufa dos fornos de produção de carvão vegetal foram avaliados indiretamente a partir da fórmula IPPC, não medindo diretamente as emissões de gases dos fornos de carvão vegetal (M Temmerman, 2016) . Por conseguinte, o presente estudo tem em conta estes parâmetros e modificou algumas concepções de fornos em termos de eficiência, análise da rentabilidade financeira e avaliação das emissões, a fim de identificar tecnologias de produção de carvão vegetal eficientes, acessíveis e fáceis de utilizar que se enquadrem nas práticas locais das pessoas para fornos de produção de carvão vegetal sustentáveis, renováveis e mais limpos.

No distrito de Fagta Lokoma, no noroeste da Etiópia, na região de Amhara, onde o presente estudo é realizado, a produção de carvão vegetal a partir de florestas de plantação de pequena escala de *Acacia decurrens* é um fenómeno recente. (Wondie & Mekuria, 2018; Chanie & Abewa, 2021; Bekele & Kemal, 2022; Beshir *et al.*, 2022; Tilahun, 2022) . Os pequenos agricultores cultivam plântulas *de Acacia decurrens* em viveiros, transplantam-nas para os campos e cortam-nas aos 4-6 anos de idade exclusivamente para o sistema tradicional de produção de carvão vegetal como rotação. Curiosamente, a produção de carvão vegetal nesta zona aumentou a cobertura florestal em mais de 50% do total das terras do distrito (Chanie & Abewa, 2021) . O surgimento de mercados regionais atractivos de carvão vegetal, o aumento do rendimento do carvão vegetal, a fonte de emprego para a sociedade, a minimização das escorrências e a necessidade de melhorar a fertilidade dos solos ácidos levaram à sua maior expansão para plantações de madeira em terras cultivadas (Nigussie *et al.*, 2017; Andaregie *et al.*, 2020; Nigussie *et al.*, 2021a; T. Endalew & Anteneh, 2022) . O mais importante é que os pequenos agricultores cultivam culturas alimentares em associação com árvores *Acacia decurrens* no primeiro ano de estabelecimento de plantações em pequena escala e recolhem erva no ano seguinte como um sistema agroflorestal taungya (Nigussie *et al.*, 2017; Chanie & Abewa, 2021) . O rendimento do carvão vegetal reduz a migração das comunidades locais devido à disponibilidade de emprego na sua aldeia natal. Por exemplo, conforme indicado em (Tilahun, 2022) , mais de 70 000 trabalhadores estavam envolvidos na plantação de Acacia decurrens e actividades conexas. Muitos dizem que plantar Acacia decurrens para a produção de carvão vegetal significa colocar dinheiro no banco" e que o seu dinheiro irá aumentar através de juros atractivos. Os pequenos agricultores obtêm rendimentos consideráveis com as plantações *de Acacia decurrens* para *a* produção de carvão vegetal e esses rendimentos são, de longe, superiores aos das culturas cultivadas (MITKU ALEMU, 2020; Chanie & Abewa, 2021; Nigussie *et al.*, 2021a; T. Endalew & Anteneh, 2022; Mulu *et al.*, 2022) e constituem uma fonte de energia ideal promissora (Asmare *et al.* ., 2022)

No entanto, a produção de carvão vegetal a partir de *A.* decurrens- tem diferentes benefícios, o carvão vegetal no distrito de Fagta lokoma é produzido utilizando fornos tradicionais de terra batida com uma fraca eficiência de conversão da madeira em carvão vegetal (Ferede *et al.*, 2019) , resultando num fraco rendimento do carvão vegetal, em problemas de saúde para as comunidades circundantes e em emissões de gases com efeito de estufa que conduzem à poluição ambiental. Assim, é crucial melhorar a técnica tradicional de fabrico de carvão vegetal para uma produção de carvão vegetal renovável e mais limpa. Tanto quanto é do conhecimento dos autores, não existe qualquer estudo sobre a melhoria da técnica tradicional de produção de carvão vegetal através de uma tecnologia moderna e melhorada de produção de carvão vegetal na Etiópia e também na área de estudo. Estudos anteriores sobre *A. decurrens* na melhoria dos meios de subsistência das famílias (Ferede *et al.*, 2019; Andaregie *et al.*, 2020; Chanie & Abewa, 2021; Tilahun, 2022) , Morfologia da fibra (Abara & Gebeyehu, 2022) , cadeia de valor (A. Worku *et al.*, 2021) , Determinantes da produção sustentável de carvão vegetal (Bekele & Kemal, 2022) , e remediação de solos ácidos e melhoria das propriedades do solo através da Acacia decurrens (Amare *et al.*, 2022) . O presente estudo foi, por conseguinte, iniciado para modificar a nova conceção e avaliar diferentes fornos de produção de carvão vegetal melhorados para energia renovável e mais limpa na área de estudo, em comparação com os fornos tradicionais. Especificamente, a investigação visa (i) avaliar a eficiência da conversão da madeira em carvão vegetal de várias tecnologias melhoradas de produção de carvão vegetal (ii) avaliar o nível do potencial de redução das emissões de gases com efeito de estufa, e iii) analisar a relação custo-benefício dos vários fornos de produção de carvão vegetal melhorados e recomendar fornos de carvão vegetal adequados em comparação com os fornos tradicionais de terra batida que são normalmente utilizados na área de estudo.

2. Material e métodos

2.1. Descrição da área de estudo

O estudo foi efectuado no distrito de Fagta Lokoma na Zona Awi, Noroeste da Etiópia, localizado a 11° 0' 0"- 11° 12' 0' N de Latitude e 36° 42' 0"- 37° 6' 0" E de Longitude (Figura 1). O distrito em estudo tem uma amplitude altitudinal de 1887 a 2902 m acima do nível do mar, cobrindo uma área total de 65.579 ha (Wondie & Mekuria, 2018) . Tem uma temperatura média anual de 17 °C e uma precipitação média anual de 1629,77 mm com um longo período de verão. Uma grande proporção de famílias rurais no distrito de estudo segue sistemas agrícolas mistos de subsistência. O tef (*Eragrostis tef Zucc.*), a cevada (*Hordeum vulgare L.*), o trigo (*Triticum aestivum L.*) e a batata (Solanum tuberosum L.) são as principais culturas (Chanie & Abewa, 2021; Beshir *et al.*, 2022). Relativamente às caraterísticas de utilização do solo da área de estudo, as terras agrícolas constituem 52,5% e as terras florestais, nas quais a plantação em pequena escala baseada *em Acacia decurrens* representa a maior parte (Wondie & Mekuria, 2018) . *A Acacia decurrens* tem sido amplamente utilizada para a produção tradicional de carvão vegetal e é produzida principalmente para ser vendida à porta da exploração agrícola a comerciantes locais. O cultivo desta espécie começa com a criação de plântulas durante a estação seca (janeiro-maio) e é plantado durante a estação chuvosa (junho-agosto) para que haja humidade suficiente para as plântulas plantadas (Nigussie *et al.*, 2021a) . Nos últimos anos, a área coberta por *Acacia decurrens* para a produção de carvão vegetal na área de estudo excedeu as áreas sob qualquer outro tipo de utilização do solo (Berihun *et al.* . , 2019)

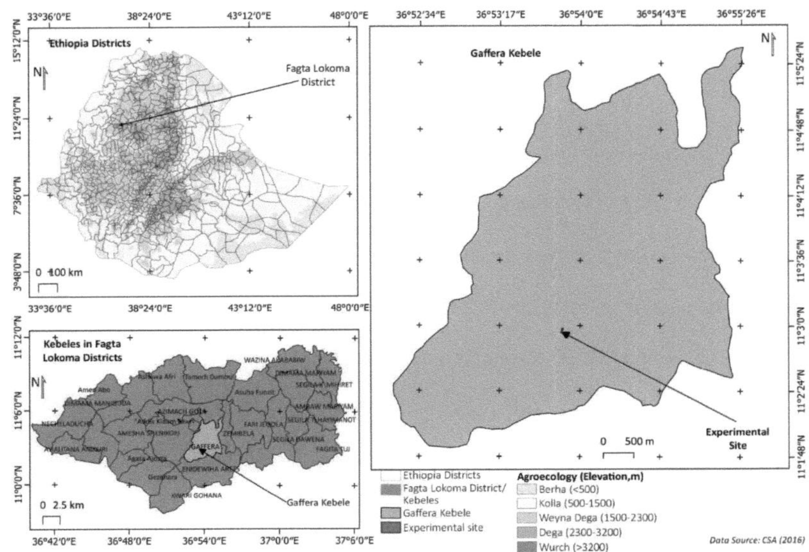

Figura1 : Mapa da zona de estudo

2.2. Secagem e medição do diâmetro da madeira

O teor de humidade e o diâmetro da madeira amostrada são parâmetros importantes para a avaliação da eficiência de conversão da madeira em carvão vegetal de um determinado forno de carvão vegetal. Para tal, a madeira de *Acacia decurrens* proveniente de plantações de pequenos agricultores foi cortada e seca com energia solar durante duas a três semanas antes do início da operação de carbonização (Figura 2a). Isto é necessário para reduzir a quantidade de energia térmica desperdiçada durante a fase de secagem.

Foram efectuadas três leituras de humidade (na parte inferior, média e superior da madeira seca) de 10% das plantações secas *de Acacia decurrens*, utilizando um medidor de humidade portátil com duas sondas penetrantes (Manaye *et al.*, 2022) . Esta leitura foi repetida nas mesmas peças de madeira seca para assegurar que o teor de humidade da madeira seca era inferior a 20%. Uma última leitura média da humidade da madeira seca foi realizada imediatamente antes de dispor a madeira para carbonização imediata em carvão vegetal). O diâmetro foi medido com fita métrica de diâmetro, como procedimento semelhante ao seguido para a medição do teor de humidade, e toda a madeira amostrada tem um diâmetro médio de 6 cm, semelhante para todos os tipos de fornos (Figura 2c). De imediato, a madeira foi cortada em cruz, pesada e empilhada para o processo de carbonização.

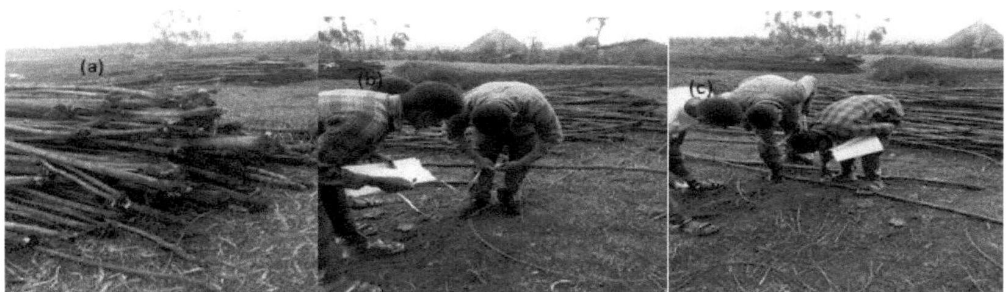

Figura2 : Secagem da madeira de *Acacia decurrens* (a), medição do diâmetro (b), medição da humidade para produção de carvão vegetal (c), Crédito da fotografia do investigador (2022).

2.3. Produção de carvão vegetal

Neste estudo foram testadas quatro tecnologias melhoradas de produção de carvão vegetal, abrangendo todo o espetro de tecnologias de fornos (tecnologias representativas, desde as móveis às fixas; desde as tradicionais às de retorta). O carvão vegetal foi produzido a partir da mesma quantidade de madeira *de Acacia decurrens* por base de peso (2750 kg) em Gaffera Kebele no distrito de Fagta Lokoma (Figura 3). As diferentes tecnologias de produção de carvão vegetal utilizadas no presente estudo são os tradicionais montes de terra (Figura 3a), Casamance (Figura 3b), aço MRV modificado (Figura 3c) e fornos de retorta Green mad (Figura 3d) com três repetições de produção de carvão vegetal. Os fornos tradicionais de terra são o único forno de produção de carvão vegetal utilizado pelos produtores locais de carvão vegetal na área de estudo (Ferede *et al.*, 2019; Bekele & Kemal, 2022; Beshir *et al.*, 2022) . O funcionamento de um forno de terra começa com o empilhamento de madeira em forma cónica numa superfície plana bem preparada, com as maiores colocadas no meio e cobertas por erva teff e solo para isolar a madeira de carbonização contra a perda excessiva de calor antes de estar pronta para a carbonização.

O forno de terra de Casamance, objeto deste estudo, é um forno de terra modificado, equipado com uma chaminé, fixada de um lado. As longarinas (dois postes compridos) asseguram uma boa circulação do ar e uma transferência eficaz do calor no forno. Os toros de madeira são geralmente empilhados transversalmente na corda. A outra tecnologia melhorada de fabrico de carvão vegetal utilizada no presente estudo foi o forno Mark V modificado, que é um forno de aço portátil com a forma de um cilindro com um topo cónico. Tem ranhuras exteriores para serem preenchidas com areia, nas quais se encaixam o segundo anel e a tampa. As ranhuras têm 5 cm de largura e 5 cm de profundidade. Para facilitar a laminagem e reforçar os anéis, são feitos anéis de reforço adicionais em ferro angular e soldados. O forno Mark V modificado é geralmente constituído por três partes interligadas, a saber, o anel inferior, o superior e a tampa cónica no topo.

O Green Mad Retort Kiln (GMDR) é um forno de retorta semi-industrial para tijolos. É um forno de carbonização fixo feito de tijolos e betão armado. O GMDR é composto por três partes: (i) uma câmara de combustão externa, onde pode ser utilizada madeira de qualidade inferior ou outra biomassa, (ii) uma câmara de carvão vegetal, e (iii) uma chaminé que inclui um sistema simples que permite a pós-combustão dos gases gerados pela carbonização. A construção dos fornos melhorados foi efectuada pelo Ethiopian rural energy development promotion center (EREDPC), financiado por projectos do PNUD, com a consultoria do Dr. Getachew Eshete, que trabalhou durante todo o trabalho de investigação.

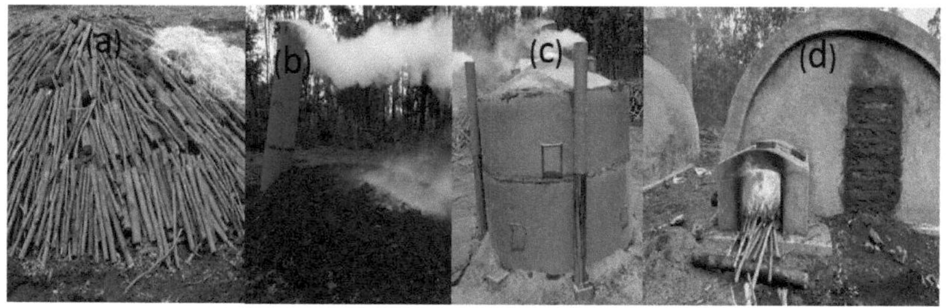

Figura3 : as diferentes tecnologias de produção de carvão vegetal utilizadas no presente estudo; forno tradicional de terra batida (a); Casamance (b); MRV steel (c); Green mad retort (d). Fonte própria, 2022.

2.4. análise da eficiência da conversão de madeira em carvão vegetal

As madeiras para a eficiência de conversão do carvão vegetal dos fornos foram calculadas de acordo com o site (Girard, 2002) .

$$NE = \left(\frac{Mc}{MDW-MUW+BO}\right) x100\% \dots\dots\dots\dots\dots\dots (1)$$

NE= Eficiência líquida do forno, Mc= massa de carvão vegetal, MDW= massa de madeira seca, MUW= massa de madeira não queimada, e BO, é a energia total utilizada para obter rendimentos de conversão (queimas iniciais).

2.5. Análise custo-benefício dos diferentes fornos de produção de carvão vegetal

Por outro lado, uma maior eficiência na conversão da madeira em carvão vegetal, por si só, pode nem sempre trazer um rendimento positivo, devido à natureza dos custos dos fornos de carvão vegetal melhorados e dos custos de produção

A análise custo-benefício (ACB) foi utilizada para comparar os benefícios financeiros dos diferentes fornos de produção de carvão melhorados e dos fornos tradicionais de terra. O presente estudo considera os custos de aquisição da árvore *Acacia decurrens*, os custos de mão de obra (corte da árvore, desgalhamento, corte transversal, empilhamento da madeira, colheita do carvão, produtor de carvão, escavação, carregamento e corda), o custo da palha de teff para cobrir a pilha, o saco, a corda, o megaze e os custos do forno de produção de carvão e os benefícios da venda do carvão (1 saco =65 ETB[2] durante a época de estudo). Devido ao valor temporal do dinheiro, os valores futuros dos custos e benefícios foram descontados para facilitar a sua comparação com os valores actuais (Whitman & Terry, 2012) . Foi adoptada uma técnica de análise financeira (VAL) para determinar os diferentes incentivos dos fornos de carvão vegetal para a tomada de decisões de investimento. O VAL determina os retornos líquidos do sistema de produção, descontando os fluxos de benefícios e custos até ao ano de estabelecimento, utilizando uma taxa de desconto adequada à condição etíope (10%) ao longo da vida útil de cada forno. A análise custo-benefício da tecnologia melhorada e tradicional de produção de carvão vegetal foi calculada utilizando a fórmula (Garrett *et al.*, 2000; Whitman & Terry, 2012; Duguma, 2013) .

$$\text{VAL} = \sum_{t=0}^{n} \left(\frac{(B-C)}{(1+r)^t} \right) \text{-----------------} (2)$$

Em que B = benefício total gerado pelo investimento, C = custos totais do investimento, r = taxa de desconto, 10% na Etiópia, t = período.

Os custos dos fornos de produção de carvão vegetal, o rendimento do carvão vegetal, os valores de recuperação e a % do custo de depreciação foram considerados para cada período

---

[2]ETB= birrs etíopes e utilizando a taxa de câmbio atual, um birr etíope é equivalente a 0,02 USD.

de vida dos fornos, seguindo o método do saldo redutor. Este método é um mecanismo importante de avaliação dos benefícios de um determinado novo investimento porque a percentagem do valor residual é reduzida e é cobrado um montante decrescente em cada (Baldwin *et al.* ., 2005)

$$\% \text{ de depreciação} = 100\,(1 - \sqrt[n]{R/C}\,) \text{ ------- (3)}$$

Onde , R= valor residual; C= custo inicial; n= vida útil

Além disso, dado que os diferentes fornos de produção de carvão vegetal têm diferentes (vida útil, % de depreciação e valores de recuperação), determinámos ainda o rendimento anual equivalente em carvão vegetal para todos os fornos de produção de carvão vegetal do seguinte modo

$$EAE = NPV \; x \; \frac{i(1+i)^{\wedge}T}{(1+i)^{T}-1}$$

2.6. Medição da emissão de gases de diferentes fornos de produção de carvão vegetal

As emissões de gases selecionados, como o metano (CH_4), o dióxido de carbono (CO_2), o monóxido de azoto (NO), os óxidos de azoto (NO_x), o dióxido de enxofre (SO_2) e o monóxido de carbono (CO) de todos os fornos de produção de carvão vegetal foram medidos utilizando um sistema de cromatografia gasosa de emissão equipado com um detetor de ionização de chama (FID) e um detetor de captura de electrões (Usui *et al.*, 2018) . O equipamento do sistema de cromatografia gasosa de emissão de istagem foi zerado longe do ponto de emissão de gases com efeito de estufa antes de qualquer medição de dados, onde o oxigénio dá um valor de 20,9-21% e todos os outros gases e partículas dão 0%. Uma vez terminado este processo, a ponta da sonda metálica de amostragem é introduzida numa abertura específica de cada forno de carvão vegetal e os valores indicados são deixados estabilizar em cinco minutos, sendo a leitura guardada.

2.7. Análise estatística

O rendimento e a componente do rendimento do carvão vegetal recolhido, o tempo de carbonização e a emissão de gases com efeito de estufa selecionados foram depois submetidos a uma análise estatística utilizando o SPSS versão 26. Foi efectuado um teste de análise de variância (ANOVA) com um nível de significância de 0,05. Se fossem encontradas diferenças significativas a $p < 0,05$, a separação das médias era efectuada através do teste HSD de Tukey.

3. Resultados e discussão

3.1. Eficiência de conversão da madeira em carvão vegetal de diferentes fornos de produção de carvão vegetal

Os valores médios da madeira para a eficiência de conversão do carvão vegetal dos diferentes fornos de produção de carvão vegetal são apresentados no Quadro 1. A amostra de madeira utilizada neste estudo tem um teor de humidade semelhante, uma vez que a madeira de *Acacia decurrens* proveniente de plantações de pequenos agricultores tem a mesma prática de gestão. A análise estatística da medição da eficiência mostrou que a eficiência de conversão do carvão vegetal foi significativamente (P≤0,001) mais elevada no forno de aço MRV (41,57%), seguida da retorta Green mad (36,14%) e da Casamance (34,07%). Por outro lado, a eficiência de conversão mais baixa foi registada nos fornos tradicionais de terra com uma eficiência de (24%); que são a única técnica de produção de carvão vegetal utilizada na área de estudo pelas comunidades locais em geral. Além disso, a análise da percentagem de aumento da eficiência do presente estudo revelou que a produção de carvão vegetal utilizando fornos melhorados aumentou a eficiência da conversão da madeira em carvão vegetal em 41-72% em comparação com os fornos tradicionais de terra batida (Quadro 1).

Um rendimento elevado de eficiência de conversão significa que os pequenos agricultores podem obter um maior rendimento de carvão vegetal nas mesmas pequenas parcelas de plantação *de Acacia decurrens* na área de estudo. O aumento do rendimento do carvão vegetal quando este é produzido utilizando fornos melhorados nas mesmas parcelas de plantação de *Acacia decurrens*, em comparação com a técnica anterior de produção de carvão vegetal, implica que os pequenos proprietários podem poupar madeira, reduzir o corte de mais árvores e aumentar o seu rendimento em carvão vegetal e satisfazer a sua segurança alimentar sob alterações climáticas incertas (Sparrevik *et al.*, 2015; Jolien Schure *et al.*, 2019;

Nahrul Hayawin & Idris, 2022) . Os resultados da melhoria da eficiência implicam ainda a redução da pressão sobre as florestas naturais, uma vez que os pequenos produtores de carvão vegetal podem satisfazer a sua procura de carvão vegetal a partir do aumento dos benefícios do carvão vegetal e do rendimento do carvão vegetal. Além disso, a madeira pode ser convertida em carvão vegetal e, por outro lado, reduzir as emissões de gases . Os resultados do nosso estudo são comparáveis aos de um estudo realizado sobre a eficiência de sistemas melhorados de produção de carvão vegetal (30%-42%) na Índia e na África Oriental (Adam, 2009) , 34% nas florestas de plantação do norte de Madagáscar (Michael Temmerman *et al.*, 2019) , e 27%-35% no Quénia (Seidel, 2008) . O nosso resultado também está de acordo com o estudo realizado no Quénia (Mulei, 2014) que mostra que a eficiência do forno de moldes de terra tradicional melhorou de 10% para 40,85% utilizando um forno isolado de argila metálica. Do mesmo modo, em Baringo, foi relatada a vantagem do rendimento do carvão vegetal de até 49% com fornos melhorados (Bourne *et al.* . , 2020)

Fornos de carvão melhorados com grande eficiência produziriam carvão vegetal com rendimentos substancialmente melhores e sem fumo. Isto pode tornar a atividade bastante lucrativa e dar aos utilizadores um incentivo para produzir carvão de forma sustentável. Por outro lado, a produção de carvão vegetal utilizando fornos de terra é ineficiente e insustentável, com uma baixa eficiência de conversão do carvão (Dam, 2017; Bourne *et al.*, 2020; Bekele & Kemal, 2022; Charvet *et al.*, 2022; Mensah *et al.* ., 2022)

Quadro1 : Valores médios ± SE do rendimento em carvão vegetal e componentes do rendimento de diferentes abordagens de fabrico de carvão vegetal utilizando *Acacia decurrens* no distrito de Fagta lokoma, Noroeste, Etiópia (n=12)

Tipo de forno	peso da madeira	Teor de humidade (%)	Produção de carvão vegetal (kg)	Madeira não queimada (kg)	Carvão vegetal não comercial (kg)	Eficiência (%)
Tradicional	2750	15.22±0.03 a	552.38±1.01[d]	47.8±0.15b	30.6±0.06[a]	24.19±0.36[d]
GMDR	2750	15,12±0,0 [5] (a)	815.8±0.17 [b]	74.2±0.17[a]	15.4±0.09 [c]	36,14±0,02 [b]
Casamança	2750	15.20±0.03 a	786.5±0.25[c]	25.5±0.26[d]	20.2±0.17[b]	34.07±0.02[c]
Aço MRV	2750	15.20±0.03 a	957.7±0.29[a]	29.6±1.00[c]	13.2±0.17[d]	41.57±0.03[a]
Valor P	ns	ns	***	***	***	***
CV (%)		0.03	0.1	0.7	1.1	0.1

Letras diferentes a seguir a valores médios verticais indicam diferenças significativas a $P<0,05$. GMDR: Green mad retort kiln; MRV: Mark v steal kiln; ns: não significativo CV: Coeficiente de variação.

As longarinas de madeira dispostas radialmente e o espaço de ar circunferencial por baixo do avental asseguram fluxos de ar e de gás constantes, resultando numa carbonização uniforme no caso dos fornos melhorados, o que conduz a uma maior eficiência da transformação da madeira em carvão quando comparados com os fornos de terra (Michael Temmerman *et al.*, 2019) . Além disso, de acordo com outros estudos, a presença de chaminés no caso de fornos melhorados encoraja um reverso muito eficaz, e os gases de pirólise são recirculados e queimados internamente e o calor produzido permitirá que o processo de pirólise continue sem necessitar de calor da matéria-prima, produzindo uma maior eficiência e produção de carvão vegetal do que nos fornos convencionais (Mabonga-Mwisaka, 1983; Kimaryo & Ngereza, 1989; Seidel, 2008; Ayass *et al.*, 2018; Ankona *et al.*, 2022) . A melhoria da produção de carvão vegetal a partir da conversão *de madeira de Acacia decurrens em carvão vegetal* na área de estudo do distrito de Fagta lokoma poderia ser adoptada trabalhando no sentido de aumentar a capacidade e a sensibilização dos produtores e de permitir um contexto institucional para a produção sustentável de carvão vegetal (Jolien Schure *et al.* ., 2019)

Por outro lado, a nossa descoberta sobre a eficiência é superior às eficiências dos fornos de carvão vegetal da eficiência dos fornos básicos melhorados de terra-monte (IBEK) relatados na Nigéria (Adeniji *et al.*, 2015) e inferior em comparação com 38-45% do carvão vegetal de bambu e casca de coco na Tailândia (Ayass *et al.*, 2018; Manatura, 2021) . A possível diferença nos valores de eficiência de conversão entre vários estudos poderia ser atribuída aos teores variáveis de humidade da madeira seca, ao diâmetro da madeira, à natureza das espécies arbóreas e ao processo de carbonização durante a produção de carvão (Siko *et al.*; Kammen & Lew, 2005; Ojelel *et al.*, 2015; Ayass *et al.*, 2018; Charvet *et al.* ., 2022)

Para além disso, foram encontradas menores (P≤0,001) quantidades de madeira não queimada e de carvão não comercial nos fornos melhorados (Quadro 1). Neste caso, o forno de aço Mark V e a retorta Green mad reduzem o carvão não comercial em duas vezes relativamente ao forno de terra batida, indicando que estes fornos reduzem a perda de carvão dos fornos de terra batida tradicionais devido à fraca eficiência de conversão da madeira em carvão. Devido ao elevado teor de ar que entra no forno, normalmente, a eficiência da conversão da madeira em carvão vegetal permanece baixa nos sistemas tradicionais de fabrico de carvão vegetal (Ferede *et al.*, 2019; Bekele & Kemal, 2022) . Embora a eficiência seja maior no GMDR, foi registada uma maior quantidade de madeira não queimada neste forno devido à má disposição dos toros de madeira durante o empilhamento da madeira e à conceção da construção do forno. A obtenção de um controlo eficaz do processo de carbonização em fornos melhorados resultará numa maior eficiência de conversão e na qualidade do carvão vegetal (Odour *et al.* ., 2006)

3.2. Tempo de carbonização de diferentes fornos de produção de carvão vegetal melhorado

A Figura 4 apresenta o tempo de carbonização dos diferentes fornos de produção de carvão vegetal. Foram observadas diferenças estatísticas no tempo de carbonização entre os fornos. O tempo de carbonização mais baixo foi encontrado na ordem do forno de aço MRV (40 horas) <forno Casamance (60 horas) <monte de terra tradicional (120 horas) <fornos de retorta Green mad (130 horas). O tempo de carbonização mais elevado no entanto no GMDR (130 horas) deveu-se às suas horas de arrefecimento mais longas (84 horas) e ao tempo de carbonização efetivo de 46 horas. A produção de carvão vegetal utilizando fornos melhorados reduz o tempo de carbonização em 66% no forno de aço MRV e em 50% no forno Casamance, em comparação com os fornos tradicionais de terra. De acordo com esta constatação, os fornos melhorados noutros locais reduzem o tempo investido por tonelada de carvão vegetal produzido em 52% (J Schure *et al.*, 2021) . O rendimento do carvão vegetal dos fornos de aço portáteis Mark V no Quénia mostra uma redução do tempo de carbonização após a ignição para os fornos de aço e tem sido promovido como fornos comunitários (Seidel,

2008) . Uma possível explicação para a melhoria do desempenho da carbonização pode ser a presença da chaminé num forno melhorado, que permite um melhor controlo do fluxo de ar. As chamas quentes não escapam completamente, mas são parcialmente redireccionadas para o interior do forno, o que aumenta o tempo de carbonização (Seidel, 2008; Jolien Schure *et al.*, 2019; Michael Temmerman *et al.*, 2019; Ankona *et al.*, 2022)

O resultado implica que os pequenos agricultores ou carvoeiros podem produzir mais 1.143,2 kg de carvão vegetal (157,6 sak) utilizando o forno de aço da MRV, que se perde quando se utiliza o forno tradicional de terra. Além disso, os nossos resultados indicam que os produtores de carvão vegetal podem fazer a segunda ronda de produção de carvão vegetal utilizando fornos melhorados e podem obter um rendimento adicional de 10.244 ETB, ao preço atual de um sak do carvão vegetal (65 ETB[3]), a partir de 60-80 horas de carbonização melhorada. Além disso, os resultados também sugerem que os produtores de carvão vegetal podem dedicar-se a outras actividades de subsistência para se sustentarem graças ao tempo poupado pelos fornos de carvão melhorados. Assim, o êxito ou o fracasso das técnicas melhoradas de produção de carvão vegetal e os resultados socioecológicos conexos de uma plantação em pequena escala de *Acacia decurrens* são co-determinados por soluções que incluem os aspectos de reforço da capacidade do produtor de carvão , a sua aceitabilidade e a criação de instituições que permitam a produção de carvão (Jolien Schure *et al.* ., 2019)

---

[3] ETB= birrs etíopes e, utilizando a taxa de câmbio atual, um birr etíope equivale a 0,02 USD na época do estudo.

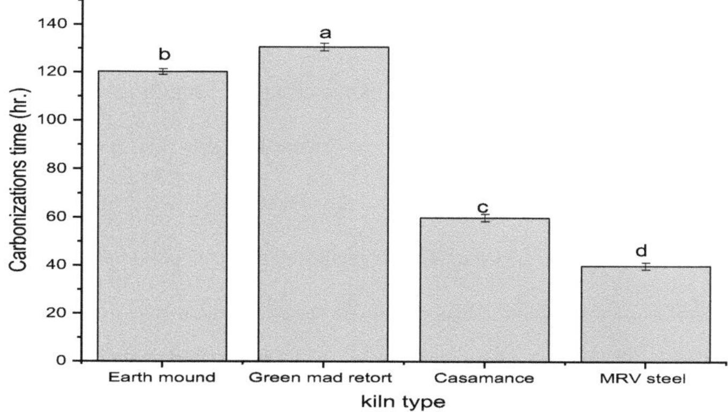

Figura4 : tempo de carbonização dos diferentes fornos de produção de carvão vegetal no distrito de Fagta lokoma, Noroeste, Etiópia. As colunas com letras diferentes são significativamente diferentes a P<0,05. MRV: Mark v steal kiln; Barras de erro: média ± SE.

3.3. Benefício dos diferentes fornos de produção de carvão vegetal melhorados

Os resultados da análise de custo-benefício dos fornos de produção de carvão melhorados e dos fornos tradicionais de terra foram apresentados na Figura 5. O nosso teste de análise de variância unidirecional mostra que foi registado um número significativamente mais elevado de sacos de carvão vegetal ha⁻¹ na ordem do aço Mark V (7694,1 sacos ha⁻¹) > GMDR (6526,7 sacos ha⁻¹) > Casamnce (6508,9 sacos ha⁻¹) > Forno tradicional de terra batida (4734,7 sacos ha⁻¹) (Figura 5a). Dos nossos resultados, notamos que o número de sacos de carvão vegetal aumentou em 1774 - 3259,4 sacos ha⁻¹ em comparação com as formas tradicionais da técnica de fabrico de carvão vegetal. Um número crescente de sacos de carvão vegetal produzidos por hectare a partir da nossa descoberta sugere que os fornos de produção de carvão vegetal melhorados são cruciais para maximizar os benefícios de uma pequena parcela de terra e reduzir a desflorestação de florestas naturais para uma maior produção de carvão vegetal (Kammen & Lew, 2005; Dam, 2017; J Schure *et al.*, 2021; Daka, 2023) . Além disso, os resultados do nosso estudo mostraram que os fornos convencionais de terra precisam de mais 0,37 ha a 0,62 ha de terra para gerar as mesmas quantidades de carvão ha^{-1} em comparação com os fornos de produção de carvão melhorados. Um estudo anterior argumenta que a produção de uma tonelada de carvão vegetal com um forno tradicional requer 0,1 ha de floresta, enquanto que para fornos melhorados são necessários apenas 0,05 hectares para produzir as mesmas quantidades de carvão vegetal (Oduor *et al.* . , 2012)

Além disso, verificou-se que os fornos de aço Mark V tinham um rendimento médio de carvão vegetal mais elevado (284, 824,4 ETB ha^{-1}), seguidos pela retorta Green mad (144, 660,7 ETB ha^{-1}) e Casamance (123, 943 ETB ha^{-1}), respetivamente, enquanto os fornos tradicionais de terra batida tinham o rendimento de carvão vegetal mais baixo (71.580,5 ETB ha^{-1}) (Figura 5b). Os pequenos produtores de carvão vegetal costumavam ganhar 63.963 ETB com a produção de carvão vegetal em pequena escala a partir de plantações *de Acia decurrens* sob o sistema anterior de produção tradicional em fornos de terra (Ferede *et al.*, 2019) . Os resultados da nossa investigação indicam que a utilização de fornos tradicionais de terra batida para a produção de carvão vegetal por pequenos agricultores e produtores locais de carvão vegetal resulta numa perda significativa do rendimento do carvão vegetal (52 362-213244 ETB ha^{-1}). Por outro lado, os fornos melhorados estão a facilitar a utilização na criação de uma cadeia de valor para o carvão vegetal e a prevenir quaisquer consequências não intencionais, como a expansão das operações dos produtores para mais florestas devido a margens de lucro mais elevadas (J Schure *et al.*, 2021) . Também se recomendou que as tecnologias de poupança de energia das famílias de pequenos agricultores aumentassem a procura de produtos de biomassa e aumentassem a procura de resíduos de biomassa que poderiam ser fornecidos ao mercado em vez de utilizados em casa (Nigussie *et al.*, 2021b) .

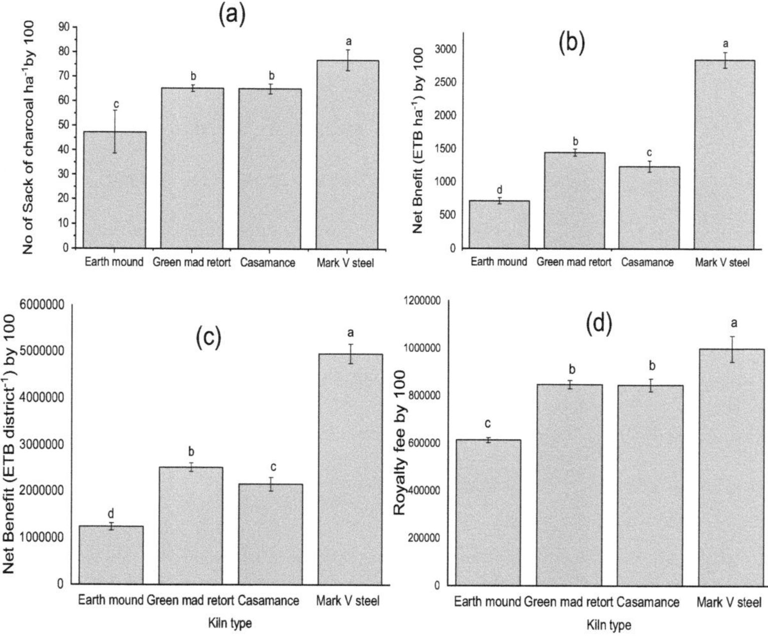

Figura5 : benefícios de subsistência da produção de carvão vegetal nos diferentes fornos de produção de carvão vegetal no distrito de Fagta lokoma, Noroeste da Etiópia. As colunas com letras diferentes são significativamente diferentes a P<0,05. MRV: Mark v steal kiln; Barras de erro: média ± SE.

A figura (5c) revelou que o rendimento do carvão vegetal proveniente de fornos melhorados a nível distrital aumentou em 91,2 - 371,4 milhões de birr etíopes. Foram observadas tendências de aumento semelhantes ao nível distrital e ao nível do hectare. A retorta verde e os fornos melhorados de Casamance para produção de carvão vegetal aumentaram o rendimento do carvão vegetal em 36,2% e 102,1% ao nível do hectare e do distrito, respetivamente. Quando comparado com outros fornos melhorados, o forno de aço MRV aumentou o rendimento do carvão vegetal em 172,05% (Figura 5b, e 5c). Os benefícios do rendimento do carvão vegetal superam os dos fornos de terra convencionais por um fator de dois a quatro. Um estudo de caso dos distritos de Nyaruguru e Nyamagabe, na província meridional do Ruanda, mostrou que as técnicas melhoradas de fabrico de carvão vegetal aumentaram a produção de carvão vegetal e reduziram a poluição atmosférica, podendo obter-se pelo menos três sacos de carvão vegetal num metro cúbico de madeira e quinze litros de alcatrão recolhido da chaminé, que contém os principais componentes responsáveis pela emissão de gases com efeito de estufa (Nahayo *et al.*, 2013) . Além disso, a chaminé do forno de aço portátil da Casamance e da MRV, feita de barris metálicos sobrepostos, pode permitir aos beneficiários recolher vinagre de madeira, que pode ser utilizado para controlar pragas de insectos e doenças das culturas (J Schure *et al.* ., 2021)

Mais importante ainda, os fornos melhorados, com exceção do forno de Casamance, reduzem o custo da palha de teff e da escavação do solo, que podem ser aplicados em fornos de terraplenagem. Os fornos de retorta MRV steel e Green mad reduziram o custo da palha de teff e da escavação do solo em 100% quando comparados com os fornos tradicionais de terraplenagem (Figura 6 a & c). Para além disso, para cobrir a pilha e assegurar a entrada de ar no forno, o forno tradicional de terraplenagem incorreu em despesas de cerca de 16.800 ETB para a palha de teff e de 1500 ETB para a escavação do solo ao nível do hectare. É possível aumentar a produção de carvão vegetal e, ao mesmo tempo, reduzir as despesas associadas utilizando fornos de produção de carvão melhorados (Sola *et al.*, 2020) . Os fornos de retorta verde são estacionários uma vez construídos, devem ser utilizados em locais com um fornecimento fácil e constante de madeira seca *de Acacia decurrens* num único local, o que não é o caso na área de estudo porque o carvão vegetal é produzido em diferentes explorações agrícolas. Para carbonizar a madeira de *Acacia decurrens* em carvão vegetal, os produtores de carvão vegetal podem utilizar os fornos melhorados da MRV Steel e da Casamance, porque são portáteis e fáceis de deslocar para várias zonas agrícolas.

O cálculo dos custos a nível distrital mostrou que os custos totais da palha de teff e dos solos de escavação são de 29,26 milhões e 2,61 milhões de ETB, respetivamente, para os fornos de terra. Estes fornos melhorados nunca utilizam palha de teff e solo para cobertura, de modo a poderem minimizar estes custos. Além disso, O forno de retorta Green mad e o forno de aço MRV melhoram o custo da mão de obra para o corte transversal de toros em 25 e 50%, respetivamente, quando comparados com o forno tradicional de terraplenagem; ou seja, o custo da mão de obra para o corte transversal (24.000 ETB ha^{-1} e 41,8 milhões de ETB distrito^{-1}). A redução do custo do corte transversal deve-se ao facto de os toros serem cortados transversalmente com mais de um metro de comprimento no caso do forno GMDR e de 50-80 cm no caso do forno de aço MRV, em comparação com os toros de corte transversal 30-50 cm mais curtos nos fornos tradicionais de terra batida

Também se observou que os fornos de produção de carvão melhorados aumentaram as receitas das taxas de royalties do governo (imposto da produção tradicional de carvão) utilizando pequenos proprietários de *Acacia decurrens* de 61,4 milhões de ETB -99,8 milhões de ETB; resultando numa vantagem de rendimento de 38,18 milhões de ETB (Figura 5d). Esta evidência figurativa indica que o governo perderia uma quantidade considerável de royalties se o sistema de produção de carvão vegetal se mantivesse tradicional. Uma vez que, no caso dos fornos melhorados, a produção de carvão vegetal pode ter lugar durante todo o ano, é possível gerar benefícios durante todo o ano, segurança de rendimentos e resiliência. Além disso, as mulheres podem envolver-se, o que lhes dá prazer, pois o seu papel vai agora além da colheita de carvão e passa a ser a produção de carvão (Agyei *et al.*, 2018) . O governo deve apoiar a introdução de fornos de produção de carvão melhorados na área de estudo, tanto para melhorar os meios de subsistência dos pequenos agricultores locais como para melhorar as receitas da taxa de royalties do governo provenientes da plantação em pequena escala de *Acacia decurrens* para venda de carvão. Além disso, ao apoiar os pequenos produtores tradicionais de carvão vegetal, o governo também pode, indiretamente, reduzir as suas despesas com as instalações de saúde causadas pela poluição ambiental causada pela produção tradicional de carvão vegetal em fornos de terra. As soluções técnicas com maior capacidade e sensibilização, promovendo um quadro propício e ligado à formação e educação para a adoção de tecnologias de produção de carvão vegetal melhoradas no contexto local, contribuirão para a sua eficácia e aceitação (Kammen & Lew, 2005; Namaalwa *et al.* ., 2009)

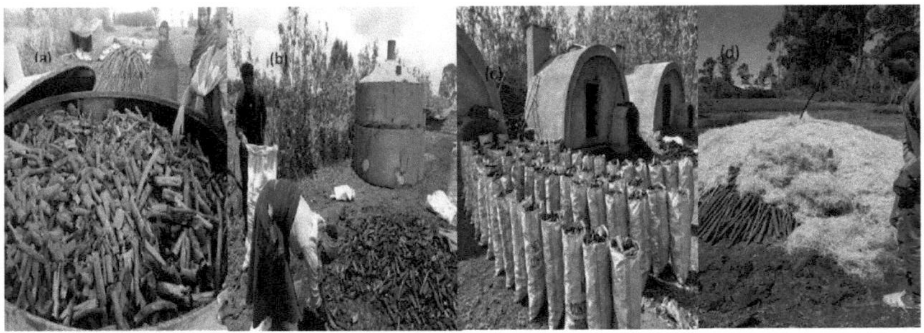

Figura6 : carvão de diferentes fornos de produção de carvão vegetal; carvão carbonizado da MRV steel (a); homem descarregando o carvão da MRV steel (b); carvão do forno de retorta Green mad (c) e palha de teff e solo usados para cobertura da pilha (d). Crédito da fotografia: investigador (2021).

3.4. Emissão de gases com efeito de estufa em quilogramas por tonelada de carvão vegetal produzido a partir de plantações em pequena escala de *Acacia* decurrens

Os nossos resultados mostraram que as emissões significativamente mais elevadas (P≤0,001) em quilogramas por tonelada de carvão vegetal foram encontradas na ordem do forno tradicional de terra batida > Casamance > fornos GMDR > aço MRV (Quadro 2). O quilograma de emissão de dióxido de carbono (CO_2) por tonelada de carvão vegetal do forno tradicional de terraplenagem (2439,43 kg t^{-1}) foi 1,8 vezes superior ao de Casamance (1300,47 kg t^{-1}), 2 vezes ao da retorta Green mad (1252,47 kg t^{-1}) e 2,4 vezes ao dos fornos de aço portáteis MRV (1027,13 kg t^{-1}) (Quadro 2). Os nossos resultados da emissão de gases de estufa selecionados em fornos de produção de carvão vegetal melhorados mostraram que a redução da emissão de dióxido de carbono (CO_2) em 46-57,9%, monóxido de carbono (CO) em 29,4-56,6%, monóxido de azoto (NO) em 61.7-86,1%, o óxido nitroso (NO_x) em 56,6-86,2%, o dióxido de enxofre (SO_2) em 41-62,8% e o metano (CH_4) em 35,7-57%, o que é comparável com a nossa hipótese inicial, bem como com os resultados de estudos anteriores (Khoo *et al*, 2008; Adam, 2009; Sparrevik *et al.*, 2015; Miranda Santos *et al.*, 2017; Michael Temmerman *et al.*, 2019) . A produção de carvão vegetal utilizando métodos tradicionais ineficientes de produção de carvão vegetal mostrou que a emissão de GEE (incluindo a degradação florestal e a desflorestação) é tão elevada como 9 kg de CO2e por kg de carvão vegetal produzido (Dam, 2017) . Um estudo anterior também descreveu que a indústria tradicional do carvão vegetal é vista como sendo ineficiente e poluente porque liberta gases perigosos que contêm metano e monóxido de carbono (Sparrevik *et al.*, 2015) . A utilização do calor da queima controlada de madeira de biomassa para a conversão térmica de biomassa, que é tipicamente colocada numa câmara fechada de fornos melhorados dentro do espaço de aquecimento, é a possível redução da emissão de gases com efeito de estufa de fornos melhorados (Nahayo *et al.*, 2013; M Temmerman, 2016; Rodrigues & Junior, 2019; Michael Temmerman *et al.*, 2019; Ighalo *et al.*, 2021; J Schure *et al.*, 2021; Ankona *et al.* ., 2022)

Quadro2 : Valores médios ± SE das emissões de gases com efeito de estufa selecionados em quilogramas por tonelada de carvão vegetal produzido a partir de espécies de *Acacia decurrens* utilizando diferentes fornos de produção de carvão vegetal no distrito de Fagta lokoma, Noroeste, Etiópia (n=12).

Tipo de forno	CO_2	CO	NÃO	NO_x	SO_2	CH_4
Tradicional	2439.43±26.35[a]	474.57±19.4[a]	2.38±0.04[a]	2.77±0.10[a]	0.70±0.03[a]	51.00±0.21[a]
Casamança	1300.47±15.54[b]	262.93±9.04[b]	0.91±0.05[b]	1.20±0.06[b]	0.41±0.03[b]	32.77±0.67[b]
GMDR	1252.47±8.22[b]	220,17±4,97[bc]	0.36±0.04[c]	0.67±0.1[c]	0,37±0,03[bc]	27.40±0.31[c]
Aço MRV	1027.13±3.02[c]	180.43±2.29[c]	0.33±0.02[c]	0.38±0.05[c]	0.26±0.01[c]	21.83±0.07[d]
Valor de p	***	***	***	***	***	***
CV	1.8	7.2	6.7	11.2	10.05	2.02

Letras diferentes a seguir a valores médios verticais indicam diferenças significativas a P<0,05. GMDR: Green mad retort kiln; MRV: Mark v steal kiln; ns: não significativo CV: Coeficiente de variação; CO2: dióxido de carbono; CO: monóxido de carbono; NO: monóxido de azoto; NOx: dióxido de azoto; SO2: Dióxido de enxofre; e CH4: metano; ***: $P \leq 0.001$

A emissão de gases a nível de hectare e de distrito também foi apresentada na (Figura 7). Tal como se mostra na Tabela 2, também se observaram variações significativas semelhantes nestes casos. A análise dos resultados da variância para a emissão de gases mostra que a emissão de gases é muito mais elevada do que o carvão vegetal produzido em kg ha^{-1}. A emissão de dióxido de carbono (CO_2) kg ha^{-1} da plantação em pequena escala de *Acacia decurrens* foi de 80818,33 para o monte de terra tradicional, 63657,90 para Casamance, 59105,90 para a retorta Green mad e 58989,87 para os fornos de aço MRV. Os valores mais elevados de CO e CH4 (15706,73 kg ha^{-1} e 1689,40 kg ha^{-1} respetivamente) foram obtidos quando o carvão foi produzido utilizando fornos de terra batida, seguidos de Casamance (12866,97 kg ha^{-1} e 1602,73 kg ha^{-1} e Green mad retort (10389,83 kg ha^{-1} e 1292,93 kg ha^{-1}) respetivamente. Enquanto que os valores mais baixos de CO e CH$_4$ (10361,27 kg ha^{-1} e 1252,53 kg ha$^{-1)}$ foram registados no forno de aço MRV.

Foram observadas tendências semelhantes para outros gases emitidos por hectare. Foi também observado que o total de CO$_2$ emitido kg distrito^{-1} foi de 140,7 milhões para o forno tradicional de terra, 110,8 kg distrito^{-1} milhões para o forno de Casamance, 102,9 kg distrito^{-1} milhões para o GMDR e 102,7 kg distrito^{-1} milhões para o forno de aço MRV (figura 7c). Estudos demonstraram a redução das emissões de monóxido de carbono (CO) e metano (CH4) para sistemas combinados de forno e queimador nas tecnologias de ponta usadas para queimar gases de carbonização (Sparrevik *et al.*, 2015; Pereira *et al.*, 2017) . A maior emissão de metano (CH$_4$) kg distrito^{-1} foi registada nos fornos tradicionais de terra (2,9 milhões de kg distrito^{-1}) e a menor no forno de aço MRV (2,2 milhões de kg distrito^{-1}) devido à localização da chaminé e dos respiradouros, no caso dos fornos de produção de carvão melhorados permite a pós-combustão dos gases (Ayass *et al.*, 2018; Michael Temmerman *et al.*, 2019) . Caso contrário, as emissões dos sistemas tradicionais de produção de carvão vegetal continuam a aumentar e não são controladas a tempo, podendo causar uma variedade de efeitos negativos no ambiente e até prejudicar a saúde das pessoas. Estes efeitos negativos podem ser de curto prazo, como conjuntivite, dores de cabeça, dores de garganta e reacções alérgicas na pele, ou de longo prazo, como perda de coordenação, danos no fígado e no sistema nervoso central (Giles *et al.*, 2011; Köhlin *et al.*, 2011; Singh *et al.*, 2012; Ismail & Hameed, 2013) . Assim, a melhoria das formas de cozinhar tem sido promovida como uma forma de aumentar a conservação das florestas, utilizando menos lenha e produzindo menos fumo, bem como de reduzir as emissões de gases com efeito de estufa e as consequências para a saúde da poluição do ar em recintos fechados (Dissanayake *et al.*, 2018) . A nossa constatação de uma redução dos gases com efeito de estufa por hectare e por distrito em geral

implica a contribuição de fornos de produção de carvão melhorados para a política energética

etíope no reforço da resiliência climática através de uma via de crescimento mais sustentável

e com baixas emissões de carbono, com uma ênfase significativa num sistema de agricultura

sustentável para uma produção de energia mais renovável e limpa (César & Ekbom, 2013;

Yimer, 2016) .

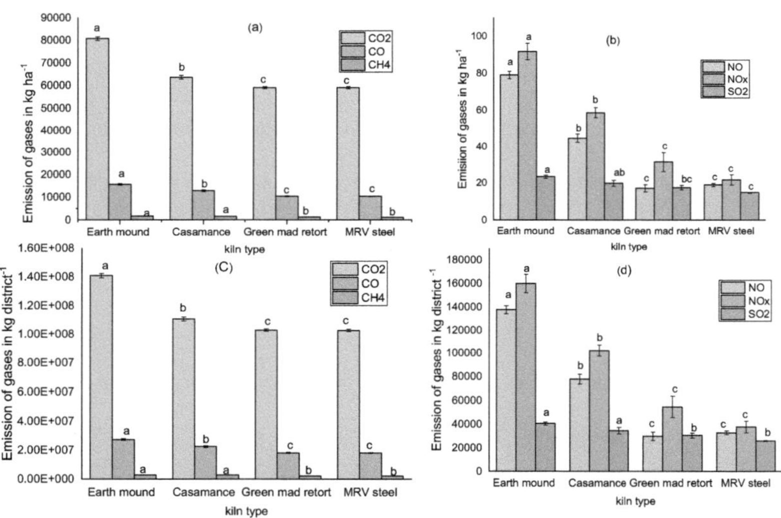

Figura7 : Valores médios ± SE de gases com efeito de estufa selecionados em (quilograma)

de carvão vegetal de Acacia decurrens de diferentes abordagens de produção de carvão

vegetal; emissão de CO_2, CO, CH_4 em kg ha^{-1} (Figura 7a), emissão de NO, NO_x, SO_2 em kg

ha$^{(-1)}$ (Figura 7b), emissão de CO_2, CO, CH_4 em kg distrito^{-1} (Figura 7c), emissão de NO, NO_x,

SO_2 em kg distrito^{-1} (Figura 7d). CO_2: dióxido de carbono; CO: monóxido de carbono; NO:

monóxido de azoto; NO_x: dióxido de azoto; SO_2: dióxido de enxofre; e CH_4: metano. As colunas com letras diferentes são significativamente diferentes a P<0,05. MRV: Mark v steal kiln; Barras de erro: média ± SE.

Além disso, a análise das emissões de gases com efeito de estufa e da prevenção de emissões em termos de equivalência de dióxido de carbono (CO_2 e) por hectare e por ano foi apresentada na Figura 8. Os resultados indicaram que os fornos de aço MRV apresentaram as emissões de gases com efeito de estufa mais baixas, com 94061 CO_2 e kg ha^{-1}, enquanto os fornos de terra batida apresentaram as emissões de gases com efeito de estufa mais elevadas, com 128122,7 CO_2 e kg ha^{-1}. Seguiram-se os fornos GMDR e Casamance. Consequentemente, isto levou a que se evitasse a emissão de gases com efeito de estufa selecionados em equivalência de dióxido de carbono (CO^2 e) das plantações de pequenos agricultores de Acacia decurrens. A evitação de gases com efeito de estufa por hectare variou entre 34061,7 CO_2 e kg ha^{-1}, alcançada pelos fornos de aço MRV com a melhor eficiência de conversão de madeira em carvão, e 19589 CO_2 e kg ha^{-1}, registada nos fornos Casamance, que representam a evitação mais baixa. O estudo realça o conceito de "evitar" as emissões de gases com efeito de estufa, indicando que certas tecnologias de fornos contribuem para reduzir as emissões globais em comparação com outras. Esta compreensão é vital para promover a adoção de tecnologias mais eficientes e amigas do ambiente na indústria do carvão vegetal.

Além disso, o estudo destacou que as menores emissões de gases em CO_2 e kg yr^{-1} foram observadas na seguinte ordem: MRV steel (163836075.7) < GMDR (166008319.2) < Casamance (189044424.1) < Earth mound (223164123.4) como ilustrado na Figura 8a. Além disso, a investigação destacou o impacto positivo dos fornos de produção de carvão vegetal melhorados na prevenção dos gases com efeito de estufa estudados, com os fornos de aço MRV a alcançarem a maior prevenção com 59,3 milhões de CO_2 e kg yr^{-1}, seguidos pelo GMDR com 57,1 milhões de CO_2 e kg yr^{-1}, e Casamance com 34 milhões de CO_2 e kg yr^{-1}. O estudo revela variações significativas nas emissões de gases com efeito de estufa entre os diferentes tipos de fornos de produção de carvão vegetal. Esta informação é crucial para compreender o impacto ambiental das várias tecnologias utilizadas na produção de carvão vegetal. Este facto sublinha a importância dos fornos de produção de carvão vegetal melhorados na atenuação e redução dos gases nocivos selecionados com efeito de estufa, contribuindo para os esforços de adaptação e atenuação das alterações climáticas, bem como para a promoção de uma agricultura inteligente do ponto de vista climático e da produção de energia sustentável nos países em desenvolvimento

O presente estudo confirma, assim, que os métodos tradicionais de produção de carvão vegetal contribuem significativamente para as emissões de gases com efeito de estufa (GEE), que, por sua vez, podem contribuir para as alterações climáticas e a degradação ambiental. A libertação destes gases, especialmente CO_2 e CH_4, pode exacerbar o efeito de estufa e conduzir ao aquecimento global (Pennise *et al.*, 2001; Tassie *et al.*,2021) . Além disso, as emissões de NOx, SO_2 e CO podem contribuir para a poluição atmosférica, conduzindo a efeitos adversos na qualidade do ar e na saúde humana (Giles *et al.*, 2011) . A incapacidade de controlar e regular as emissões dos sistemas tradicionais de produção de carvão vegetal pode também ter efeitos adversos na saúde humana, incluindo problemas a curto prazo, como conjuntivite, dores de cabeça, dores de garganta e reacções alérgicas na pele, e consequências a longo prazo, como perda de coordenação, danos no fígado e danos no sistema nervoso central (Giles *et al.*, 2011; Köhlin *et al.*, 2011; Singh *et al.*, 2012) . Os resultados sublinham a importância da transição dos fornos tradicionais de terra para alternativas mais eficientes e amigas do ambiente e realçam a necessidade urgente de uma adoção generalizada destas tecnologias. Além disso, os resultados do presente estudo alinham-se com a ênfase no desenvolvimento de sistemas de produção de energia renovável e limpa (César e Ekbom, 2013; DeLonge *et al.*, 2016; Sharma *et al.* . , 2020)

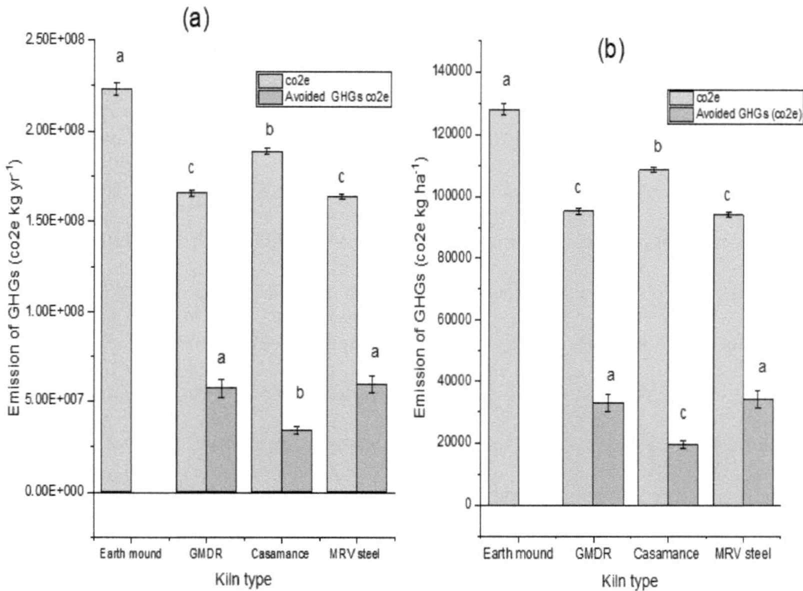

Figura 8: Emissão de GEE em CO_2 e yr^{-1} e emissão evitada de GEE em CO_2 e yr^{-1}. Colunas com letras diferentes são significativamente diferentes a P<0,05. Barras de erro: média ± SE.

Conclusões

O estudo conclui que os fornos de produção de carvão melhorados aumentaram a eficiência da conversão de madeira em carvão em 41-72% em comparação com os fornos tradicionais de terra. A produção de carvão vegetal utilizando fornos melhorados reduziu o custo da palha de teff e da escavação do solo para a cobertura do forno em 100% e 50-72% de redução do custo do corte transversal da madeira. O tempo necessário para a carbonização da madeira foi reduzido em mais de duas a três vezes. O aumento da produção de carvão vegetal quando este é produzido utilizando fornos melhorados nas mesmas parcelas de terreno de plantação de *Acacia decurrens*, em comparação com a técnica anterior de produção de carvão vegetal, implica que os pequenos proprietários podem poupar madeira, reduzir o corte de mais árvores e aumentar o seu rendimento e satisfazer a sua segurança alimentar sob alterações climáticas incertas.

Os fornos de produção de carvão vegetal melhorados desempenham igualmente um papel importante na redução da poluição atmosférica, filtrando o fumo e reduzindo determinados gases com efeito de estufa. Os nossos resultados mostram que os fornos de produção de carvão vegetal melhorados reduzem a emissão de dióxido de carbono (CO_2) em 48-81%, monóxido de carbono (CO) em 52-82%, monóxido de azoto (NO) em 98-99% e metano (CH_4) em 47-94%. De um modo geral, os resultados obtidos com a carbonização *da Acacia decurrens* apoiam fortemente a extensão do forno de aço MRV e do forno de terra de Casamance, uma vez que as tecnologias proporcionam uma melhor eficiência, uma melhor relação custo-eficácia, um menor tempo de carbonização e são móveis de uma exploração agrícola para outra. No caso de a madeira seca de Acacia decurrens ser transportada para um local, a GMDR é a preferida. No entanto, para aplicar este tipo de forno, é necessário identificar e mapear o local permanente do forno.

Os resultados do presente estudo sugerem, portanto, que o governo da Etiópia pense numa mudança do fabrico tradicional de carvão vegetal a partir de plantações em pequena escala de Acacia decurrens para fornos de fabrico de carvão vegetal melhorados, sustentáveis e amigos do ambiente. Para que a tecnologia melhorada seja amplamente divulgada na área de estudo, os governos e as políticas devem apoiar os produtores de carvão vegetal através de (uma taxa de abate ou quota de colheita, incentivos fiscais, iniciativas voluntárias de certificação) ou mecanismos de financiamento, tais como mercados voluntários de carbono ou fundos climáticos, que devem ser considerados e aumentar o preço do carvão vegetal) quando se produz carvão vegetal utilizando fornos melhorados em vez dos tradicionais fornos de terra. Isto atrairá os produtores locais de carvão vegetal em toda a África Subsariana para um sistema de produção de carvão vegetal melhorado, renovável e mais sustentável.

Declaração de disponibilidade de dados

Os conjuntos de dados gerados durante e/ou analisados durante o presente estudo estão disponíveis junto do autor correspondente, mediante pedido razoável.

Consentimento para publicação

Os autores estão dispostos a permitir que a revista publique o artigo.

Declaração de interesse concorrente

Os autores declaram que não têm interesses financeiros concorrentes conhecidos ou relações pessoais que possam parecer influenciar o trabalho relatado neste documento.

Agradecimento

Este trabalho é o resultado das contribuições de vários peritos seniores de diferentes organizações governamentais e não governamentais a quem o autor está grato. Os autores agradecem ao produtor local de carvão vegetal, Tewodros Berihun (Gestor Regional,

Programa de Energia da Etiópia, Gestor Regional, GIZ), Tefera Adugna (Consultor Sénior de Energia, Programa de Energia da Etiópia, GIZ),   Sr. Getahun Zelalem (EFCCC), Sra. Samrawit Dereje (AECCA), e Dr. Getachew Eshete (Universidade de Hawassa e consultor independente) pela sua disponibilidade para apoiar e trabalhar em colaboração com o investigador neste estudo específico.

Financiamento

Esta investigação foi apoiada pela Plankton Eco-engineering for Environmental and Economic Transformation (PLANE3T), financiada pelo MEXT, Japão, e pela Science and Technology Research Partnership for Sustainable Development (SATREPS; Grant Number JPMJSA2005)(Eco-engineering for Agricultural Revitalization Towards Improvement of Human Nutrition (**EARTH**), financiada pela Japan Science and Technology Agency (JST)/Japan International Cooperation Agency (JICA). Para além disso, este estudo foi também parcialmente apoiado por), GIZ e PNUD, Etiópia.

Referências

Siko, I., Bourne, M., Muriuki, J., Sola, P., & Njenga, M. Using improved kilns to produce charcoal in Kenya: Um guia prático.

Mabonga-Mwisaka, J. (1983). Charcoal Production in Developing Countries (Produção de carvão vegetal nos países em desenvolvimento). *Produção de energia a partir da madeira*, 1-29.

Kimaryo, B., & Ngereza, K. (1989). Produção de carvão vegetal na Tanzânia: utilização de fornos de terra tradicionais melhorados. *Relatório manuscrito/IDRC; 216e*.

Garrett, H., Rietveld, W., & Fisher, R. F. (2000). *North American agroforestry*: Sociedade Americana de Agronomia, Inc.

Girard, P. (2002). Produção e utilização de carvão vegetal em África: que futuro? *Unasylva, 53*(4), 30-35.

Baldwin, J., Gellatly, G., Tanguay, M., & Patry, A. (2005). *Estimating depreciation rates for the productivity accounts.* Documento apresentado no Workshop da OCDE sobre Medição da Produtividade, Madrid, Espanha, outubro.

Kammen, D. M., & Lew, D. J. (2005). Revisão das Tecnologias para a Produção e Utilização de Carvão Vegetal. *Relatório do Laboratório de Energias Renováveis e Apropriadas, 1*.

Kappel, R. T., & Ishengoma, E. K. (2006). Economic growth and poverty: does formalisation of informal enterprises matter?

Odour, N., Githiomi, J. K., & Chikamai, B. N. (2006). *Produção de carvão vegetal utilizando fornos de tambor metálico portátil de terra melhorados e fornos de Casamance*: KEFRI.

Khoo, H. H., Tan, R. B., & Sagisaka, M. (2008). Utilização da biomassa lenhosa em Singapura: opções tecnológicas para a carbonização e comparação económica com a incineração. *The International Journal of Life Cycle Assessment, 13*, 312-318.

Seidel, A. (2008). O carvão vegetal em África: importância, problemas e possíveis estratégias de solução. *GTZ, Eschborn*.

Adam, J. (2009). Sistema de produção de carvão vegetal melhorado e mais amigo do ambiente utilizando um forno de retorta de baixo custo (Eco-charcoal). *Energia Renovável, 34*(8), 1923-1925.

Namaalwa, J., Hofstad, O., & Sankhayan, P. (2009). Achieving sustainable charcoal supply from woodlands to urban consumers in Kampala, Uganda. *International Forestry Review, 11*(1), 64-78.

Giles, L. V., Barn, P., Künzli, N., Romieu, I., Mittleman, M. A., van Eeden, S., . . . Noonan, C. (2011). From good intentions to proven interventions: effectiveness of actions to reduce the health impacts of air pollution. *Environmental health perspectives, 119*(1), 29-36.

Köhlin, G., Sills, E. O., Pattanayak, S. K., & Wilfong, C. (2011). Energia, género e desenvolvimento: quais são as ligações? Onde estão as evidências? *Onde está a evidência?*

Asfaw, A., & Demissie, Y. (2012). Sustainable Household Energy for Addis Ababa, Ethiopia. *Consilience*(8), 1-11.

Oduor, N. M., Ngugi, W., & wa Gathui, T. (2012). Gestão sustentável das árvores para a produção de carvão vegetal Espécies de acácia no Quénia.

Singh, A., Tomer, N., & Jain, C. (2012). Concentração de compostos orgânicos voláteis (VOCs) na atmosfera urbana da capital nacional Delhi, Índia. *Int J Pharm Chem Biol Sci, 2*(2), 159-165.

Whitman, D. L., & Terry, R. E. (2012). Service Producing Investments *Fundamentals of Engineering Economics and Decision Analysis* (pp. 49-59): Springer.

César, E., & Ekbom, A. (2013). Resumo da política ambiental e de alterações climáticas da Etiópia. *Serviço de assistência da Sida para o ambiente e as alterações climáticas*, 1-32.

Chidumayo, E. N., & Gumbo, D. J. (2013). Os impactos ambientais da produção de carvão vegetal nos ecossistemas tropicais do mundo: A synthesis. *Energia para o Desenvolvimento Sustentável, 17*(2), 86-94.

Duguma, L. A. (2013). Análise financeira dos usos da terra agroflorestal e suas implicações para a melhoria dos meios de subsistência dos pequenos agricultores na Etiópia. *Sistemas agroflorestais, 87*, 217-231.

Ismail, O. M. S., & Hameed, R. S. A. (2013). Efeitos ambientais de compostos orgânicos voláteis na camada de ozono. *Adv. Appl. Sci. Res, 4*(1), 264-268.

Nahayo, A., Ekise, I., & Mukarugwiza, A. (2013). Estudo comparativo sobre o rendimento do carvão vegetal produzido por fornos tradicionais e melhorados: um estudo de caso dos distritos de Nyaruguru e Nyamagabe na província do sul do Ruanda. *Investigação sobre Energia e Ambiente, 3*(1), 40.

Njenga, M., Karanja, N., Munster, C., Iiyama, M., Neufeldt, H., Kithinji, J., & Jamnadass, R. (2013). Produção de carvão vegetal e estratégias para melhorar a sua sustentabilidade no Quénia. *Desenvolvimento na Prática, 23*(3), 359-371.

Mulei, F. M. (2014). *Aumento da eficiência da carbonização de biomassa para produção de carvão vegetal de alta qualidade e quantidade usando.* Universidade de Kenyatta.

Adeniji, O., Zaccheaus, O., Ojo, B., & Adedeji, A. (2015). Produção de carvão vegetal e preferência de espécies de árvores dos produtores na área do governo local de Borgu do Estado do Níger, Nigéria. *Jornal de Tecnologias e Políticas Energéticas, 5*(11), 1-8.

Neufeldt, H., Fuller, J., & Langford, K. (2015). *From transition fuel to viable energy source: improving sustainability in the sub-Saharan charcoal sector*: Centro Agroflorestal Mundial Nairobi.

Ojelel, S., Otiti, T., & Mugisha, S. (2015). Índices de valor de combustível de espécies selecionadas de combustível de madeira usadas nos distritos de Masindi e Nebbi de Uganda. *Energia, Sustentabilidade e Sociedade, 5*, 1-6.

Sparrevik, M., Adam, C., Martinsen, V., & Cornelissen, G. (2015). Emissões de gases e partículas da produção de carvão vegetal/biochar em áreas rurais usando fornos de "retorta" tradicionais e melhorados de tamanho médio. *Biomassa e Bioenergia, 72*, 65-73.

Temmerman, M. (2016). Rumo a um processo de produção de carvão vegetal mais limpo. *Pequeno, 2*(3-1).

Yimer, M. (2016). A viabilidade do desenvolvimento compatível com o clima: An Exploration of Ethiopia's Climate-Resilient Green Economy (CRGE) Strategy. *Universidade de Arba Minch, Etiópia.*

Berhanu, N. F., Debela, H. F., & Dereje, B. J. (2017). Impactos da utilização de madeira combustível nos recursos florestais do Distrito de Gechi, Sudoeste da Etiópia. *Jornal de Ecologia e Ambiente Natural, 9*(8), 140-150.

Dam, J. v. (2017). The charcoal transition: greening the charcoal value chain to mitigate climate change and improve local livelihoods (A transição do carvão vegetal: tornar a cadeia de valor do carvão vegetal mais verde para mitigar as alterações climáticas e melhorar os meios de subsistência locais). *The charcoal transition: greening the charcoal value chain to mitigate climate change and improve local livelihoods (A transição do carvão vegetal: tornar a cadeia de valor do carvão vegetal mais verde para mitigar as alterações climáticas e melhorar os meios de subsistência locais*

Fitwangile, P. C. (2017). *Contribuição dos fornos de carvão melhorados para o rendimento das famílias no distrito de Kilindi, Tanzânia.* Universidade de Agricultura de Sokoine.

Miranda Santos, S. D. F. d. O., Piekarski, C. M., Ugaya, C. M. L., Donato, D. B., Braghini Júnior, A., De Francisco, A. C., & Carvalho, A. M. M. L. (2017). Análise do ciclo de vida da produção de carvão vegetal em fornos de alvenaria com e sem processo de carbonização gerado combustão de gases. *Sustentabilidade, 9*(9), 1558.

Nigussie, Z., Tsunekawa, A., Haregeweyn, N., Adgo, E., Nohmi, M., Tsubo, M., . . . Abele, S. (2017). Factores que influenciam a adoção pelos pequenos agricultores de tecnologias de gestão sustentável da terra no noroeste da Etiópia. *Política de Uso da Terra, 67*, 57-64.

Pereira, E. G., Martins, M. A., Pecenka, R., & Angélica de Cássia, O. C. (2017). Queimadores de gases de pirólise: Sustentabilidade para produção integrada de carvão vegetal, calor e eletricidade. *Renewable and Sustainable Energy Reviews, 75*, 592-600.

Agyei, F. K., Hansen, C. P., & Acheampong, E. (2018). Lucro e distribuição de lucros ao longo da cadeia de produtos de carvão vegetal do Gana. *Energia para o Desenvolvimento Sustentável, 47*, 62-74.

Ayass, W. W., Kobeissi, H., Mokdad, R., Shammas, E., Asmar, D., & Zeaiter, J. (2018). Projeto de Processo e Operação de uma Retorta de Carvão Vegetal. *Valorização de Resíduos e Biomassa, 9*, 2211-2220.

Dissanayake, S., Beyene, A. D., Bluffstone, R., Gebreegziabher, Z., Kiggundu, G., Kooser, S. H., . . . Toman, M. (2018). Improved cook stoves for climate change mitigation? evidência de valores, preferências e economia de carbono de um experimento de escolha na Etiópia. *Evidence of Values, Preferences and Carbon Savings from a Choice Experiment in Ethiopia (28 de junho de 2018). Documento de trabalho de investigação de políticas do Banco Mundial*(8499).

Guidal, A., Herail, A., & Rosenstock, T. S. (2018). O caso do investimento na produção industrial de carvão vegetal na República do Congo.

Usui, T., Konishi, H., Ichikawa, K., Ono, H., Kawabata, H., Pena, F. B., . . . Assis, P. S. (2018). Avaliação do gás de carbonização do carvão e da biomassa lenhosa e taxa de redução de pellets compósitos de carbono. *Avanços em Ciência e Engenharia de Materiais, 2018*.

Wondie, M., & Mekuria, W. (2018). Plantação de Acacia decurrens e dinâmica da mudança de cobertura da terra no distrito de Fagita Lekoma, nas terras altas do noroeste da Etiópia. *Investigação e desenvolvimento da montanha, 38*(3), 230-239.

Berihun, M. L., Tsunekawa, A., Haregeweyn, N., Meshesha, D. T., Adgo, E., Tsubo, M., . . . Yibeltal, M. (2019). Explorando as mudanças no uso/cobertura da terra, os factores determinantes e as suas implicações em ambientes agro-ecológicos contrastantes da Etiópia. *Política de Uso da Terra, 87*, 104052.

Djampou, A. (2019). Publicações do PNUA: janeiro-junho de 2019.

Etiópia, F. D. R. o. (2019). A economia verde resiliente às alterações climáticas da Etiópia: Plano nacional de adaptação. *Adis Abeba, Etiópia: República Federal Democrática da Etiópia*.

Ferede, T., Alemu, A., & Mariam, Y. G. (2019). Crescimento, produtividade e eficiência de conversão de carvão vegetal de Acacia decurrens Woodlot. *Jornal da Academia e Pesquisa Industrial (JAIR), 8*(6), 113.

Rodrigues, T., & Junior, A. B. (2019). Carvão vegetal: Uma discussão sobre os fornos de carbonização. *Journal of analytical and applied pyrolysis, 143*, 104670.

Schure, J., Pinta, F., Cerutti, P. O., & Kasereka-Muvatsi, L. (2019). Eficiência da produção de carvão vegetal na África Subsaariana: Soluções para além do forno. *BOIS & FORETS DES TROPIQUES, 340*.

Temmerman, M., Andrianirina, R., & Richter, F. (2019). Desempenho técnico e ambiental do forno de produção de carvão vegetal de retorta Green mad em Madagáscar. *Bois et Forêts des Tropiques*(340), 43-55.

Andaregie, A., Worku, A., & Astatkie, T. (2020). Análise da eficiência económica na produção de carvão vegetal no noroeste da Etiópia: Uma abordagem de fronteira de produção Cobb-Douglas. *Trees, Forests and People (Árvores, Florestas e Pessoas), 2*, 100020.

Bourne, M., Sola, P., Njenga, M., Koech, G., Kirimi, M., Ignatius, S., & Otieno, E. (2020). *Towards sustainable charcoal production and trade in Baringo County* (Vol. 293): CIFOR.

Ihalainen, M., Schure, J., & Sola, P. (2020). Onde estão as mulheres? A review and concetual framework for addressing gender equity in charcoal value chains in Sub-Saharan Africa. *Energia para o Desenvolvimento Sustentável, 55*, 1-12.

MITKU ALEMU, M. (2020). Contribuição para o rendimento anual da produção de combustível de madeira a partir de pequenas plantações florestais Experiência dos agricultores em Fagta Lekoma, zona Awi, Amhara, Etiópia. *ScienceOpen Preprints*.

Sola, P., Njenga, M., Koech, G., Wanjira, E., Kirimi, M., Siko, I., . . . Muriuki, J. (2020). Prosopis juliflora-a potential game changer in the charcoal sector in Kenya.

Worku, M. A. (2020). Mitigação das alterações climáticas nos sectores agrícola e florestal na Etiópia: A Review. *Agric. For. J, 4*, 11-18.

Chanie, Y., & Abewa, A. (2021). Expansão da plantação de Acacia decurrens nas terras altas ácidas da zona de Awi, Etiópia, e seus benefícios socioeconômicos. *Cogent Food & Agriculture, 7*(1), 1917150.

Ighalo, J. O., Eletta, O. A., & Adeniyi, A. G. (2021). Carbonização de biomassa em fornos de retorta: Técnicas de processo, qualidade do produto e perspectivas futuras. *Relatórios de tecnologia de biorrecursos*, 100934.

Manatura, K. (2021). Novo estudo de desempenho do carbonizador de piro-gás recirculado para a produção de carvão vegetal. *Energia para o Desenvolvimento Sustentável, 64*, 8-14.

Nigussie, Z., Tsunekawa, A., Haregeweyn, N., Tsubo, M., Adgo, E., Ayalew, Z., & Abele, S. (2021a). The impacts of Acacia decurrens plantations on livelihoods in rural Ethiopia (Os impactos das plantações de Acacia decurrens nos meios de subsistência na Etiópia rural). *Land Use Policy, 100*, 104928.

Nigussie, Z., Tsunekawa, A., Haregeweyn, N., Tsubo, M., Adgo, E., Ayalew, Z., & Abele, S. (2021b). Small-Scale Woodlot Growers' Interest in Participating in Bioenergy Market in Rural Ethiopia (Interesse dos pequenos produtores de madeira em participar no mercado da bioenergia na Etiópia rural). *Gestão Ambiental, 68*(4), 553-565.

Schure, J., Hubert, D., Ducenne, H., Kirimi, M., Awono, A., Mpuruta-Ka-Tito, R., . . . Njenga, M. (2021). *Carbonização 2.0: Como produzir mais carvão vegetal com menos madeira e emissões* (Vol. 1): CIFOR.

Worku, A., Andaregie, A., & Astatkie, T. (2021). Análise da Cadeia de Mercado do Carvão Vegetal no Noroeste da Etiópia. *Silvicultura em pequena escala, 20*(3), 407-424.

Abara, L., & Gebeyehu, D. (2022). Adequação da morfologia da fibra de Acacia decurrence para a fabricação de celulose e papel na Etiópia.

Amare, T., Amede, T., Abewa, A., Woubet, A., Agegnehu, G., Gumma, M., & Schulz, S. (2022). Remediação de solos ácidos e melhoria das propriedades do solo através do sistema agroflorestal baseado em Acacia decurrens. *Sistemas Agroflorestais, 96*(2), 329-342.

Ankona, E., Nisnevitch, M., Knop, Y., Billig, M., Badwan, A., & Anker, Y. (2022). A indústria do carvão vegetal do Mediterrâneo Oriental: prevenção da poluição atmosférica através da implementação de um novo sistema de retorta ecológica. *Ciência da Terra e do Espaço, 9*(3), e2021EA002044.

Ashizawa, M., Otaka, M., Yamamoto, H., & Akisawa, A. (2022). Emissões de CO2 e economia de co-combustão de pellets de madeira carbonizada em usinas elétricas a carvão: O caso da produção no exterior de pellets e uso no Japão. *Energias, 15*(5), 1770.

Asmare, B. M., Tesemma, M. N., Gebremariam, S. N., & Endalamaw, T. B. (2022). Comparação de valores caloríficos e propriedades físico-químicas entre três grupos etários e posições de altura de Acacia decurrens (Willd). *Conversão de Biomassa e Biorefinaria*, 1-10.

Bekele, B., & Kemal, A. W. (2022). Determinantes da produção sustentável de carvão vegetal na zona AWI; o caso do distrito de Fagita Lekoma, Etiópia. *Heliyon, 8*(12), e11963.

Beshir, M., Tadesse, M., Yimer, F., & Brüggemann, N. (2022). Fatores que afetam a adoção e a intensidade de uso do sistema agroflorestal de produção de carvão vegetal tef-Acacia decurrens no noroeste da Etiópia. *Sustentabilidade, 14*(8), 4751.

Charvet, F., Matos, A., Figueiredo da Silva, J., Tarelho, L., Leite, M., & Neves, D. (2022). Produção de Carvão Vegetal em Portugal: Condições de Funcionamento e Desempenho de um Forno de Tijolo Tradicional. *Energias, 15*(13), 4775.

Endalew, M., Belay, D. G., Tsega, N. T., Aragaw, F. M., Gashaw, M., & Asratie, M. H. (2022). Uso de combustível sólido doméstico e fatores associados na Etiópia: Uma análise multinível de dados da Pesquisa Demográfica e de Saúde da Etiópia de 2016. *Informações sobre saúde ambiental, 16*, 11786302221095033.

Endalew, T., & Anteneh, M. (2022). Expansão da plantação de árvores Accacian Decurrens em terras cultivadas no distrito de Fagita Lekoma, noroeste da Etiópia. *Authorea Preprints.*

Manaye, A., Amaha, S., Gufi, Y., Tesfamariam, B., Worku, A., & Abrha, H. (2022). Uso de lenha e redução de emissões de carbono de fogões de biomassa melhorados: evidências de testes de desempenho de cozinha em Tigray, Etiópia. *Energia, Sustentabilidade e Sociedade, 12*(1), 1-9.

Mensah, K. E., Damnyag, L., & Kwabena, N. S. (2022). Análise da produção de carvão vegetal com desenvolvimentos recentes na África Subsaariana: uma revisão. *Revista Geográfica Africana, 41*(1), 35-55.

Mulu, S., Asfaw, Z., Alemu, A., & Teketay, D. (2022). Determinantes da tomada de decisão dos pequenos agricultores sobre a atribuição de terras para a gestão florestal em pequena escala nas terras altas do noroeste da Etiópia. *Land, 11*(6), 838.

Nahrul Hayawin, Z., & Idris, J. (2022). Biochar de biomassa de palma de óleo. *Biorefinaria de plantas produtoras de óleo para produtos de valor agregado, 1*, 325-343.

Ni, L., Feng, Z., Gao, Q., Hou, Y., He, Y., Ren, H., . . . Hu, W. (2022). Um novo forno mecânico para o fabrico de carvão vegetal moldado de bambu. *Energia Aplicada, 326*, 119937.

Raza, M. A., Khatri, K. L., Memon, M. A., Rafique, K., Haque, M. I. U., & Mirjat, N. H. (2022). Exploração do campo de carvão de Thar para a produção de eletricidade no Paquistão: A way forward to sustainable energy future. *Energy Exploration & Exploitation, 40*(4), 1173-1196.

Rose, J., Bensch, G., Munyehirwe, A., & Peters, J. (2022). O carvão esquecido: Charcoal demand in sub-Saharan Africa. *World Development Perspectives, 25*, 100401.

Tilahun, G. (2022). *O papel da plantação de Acacia Decurrens na mudança das estratégias de subsistência das famílias no caso de Fagita Lekoma Woreda, Zona Awi da Região de Amhara, Etiópia.*

Daka, E. (2023). Adoção de Tecnologias Limpas para Estratégias de Adaptação às Alterações Climáticas em África: uma Revisão Sistemática da Literatura. *Gestão Ambiental, 71*(1), 87-98.

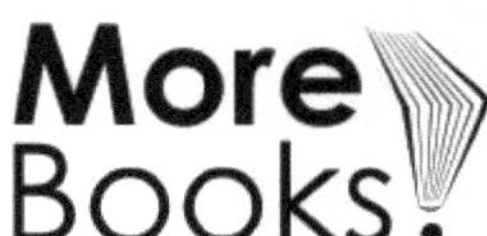

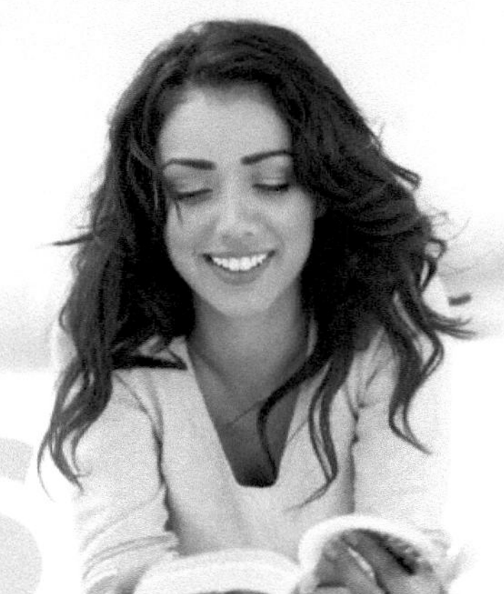

I want morebooks!

Buy your books fast and straightforward online - at one of world's fastest growing online book stores! Environmentally sound due to Print-on-Demand technologies.

Buy your books online at
www.morebooks.shop

Compre os seus livros mais rápido e diretamente na internet, em uma das livrarias on-line com o maior crescimento no mundo! Produção que protege o meio ambiente através das tecnologias de impressão sob demanda.

Compre os seus livros on-line em
www.morebooks.shop

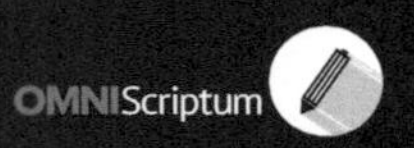

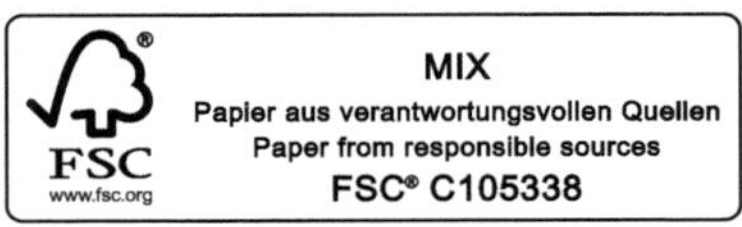

Printed by Books on Demand GmbH, Norderstedt / Germany